Plantas medicinales para trata la hipertrofia de la próstata

Plantas medicinales: Una solución para problemas de erección y micción

Dr. Roger Billard

Edición salud por plantas

INDICE

INTRODUCCIÓN

Es un sábado. El tiempo es bueno. Estamos en la sala de fiestas de un ayuntamiento de Francia. El alcalde, con su vestimenta ceremonial de los días grandes, está celebrando un matrimonio. La feliz pareja está aquí, así como una multitud de amigos. Pero nuestro Alcalde, mientras oficiaba con solemnidad, era digno y respetable ante Dios y los hombres, de repente fue atrapado por una preocupación con los pies en la tierra: tenía un deseo apremiante e irresistible de hacer sus necesidades. Trató de contenerse, pero nada ayudó, no pudo resistirse. Si no encontraba una solución, pronto, algo iba a babear de sus pantalones, a la vista de toda la audiencia, y frente a los novios. Entonces, forzado, muy contrito y avergonzado, el alcalde murmuró algunas palabras de excusa, interrumpió la ceremonia y desapareció durante cinco minutos para ir al baño.

Cuál es el gran problema del alcalde?

Hey ! Bueno, el alcalde sufría de hipertrofia prostática benigna.

Si tiene entre 40 y 90 años, o más, o incluso menos, también le puede preocupar el problema de la hipertrofia prostática benigna (HPB). En todo el mundo, aproximadamente dos de cada tres hombres mayores de 50 años se ven afectados por la HBP, y casi un millón de personas en Francia, del mismo grupo de edad, se encuentran en esta situación.

Específicamente, todas estas personas se enfrentan con ganas de orinar cada hora, o incluso cada media hora, con, además, una micción dolorosa o incómoda. En pena, estas personas, debido a la BPH, pueden sufrir serios problemas de erección y, por lo tanto, de vida sexual perturbada.

Cómo remediar este problema?

La medicina tradicional ofrece tratamientos basados en productos de farmacia y procedimientos quirúrgicos que son costosos, a veces dejando secuelas. En todos los casos, estos tratamientos no siempre son efectivos.

La medicina natural y alternativa, a través de las plantas, ofrece tratamientos alternativos, cuyos resultados son cada vez más convincentes y se usan cada vez más en todo el mundo. Recurre a experiencias remotas en diferentes partes del mundo donde las plantas, a través de sus hojas, cortezas, flores o raíces, se han utilizado con gran éxito.

Este libro, después de una descripción general del órgano de la próstata, los síntomas de la hipertrofia prostática benigna y los tratamientos estándar ofrecidos en los centros de salud, ofrece una presentación detallada de los tratamientos alternativos para la enfermedad por las plantas y métodos suaves.

CAPÍTULO 1: INFORMACIÓN GENERAL SOBRE LA PRÓSTATA Y LA HIPERTROFIA BENIGNA DE LA PRÓSTATA

1 - ¿Qué es la próstata?

La próstata es una glándula extraña, un órgano genital masculino, por lo tanto presente solo en humanos. Su función es producir el fluido prostático que representa aproximadamente el 30% de los espermatozoides. El fluido de la próstata fluidifica la esperma y sirve como nutrientes para los espermatozoides que protege, además. Hace que los espermatozoides sean alcalinos, lo que permite que los espermatozoides sobrevivan en el ambiente ácido de la vagina de la mujer.

La próstata se encuentra debajo de la vejiga, detrás del pubis, en frente del recto. Rodea, en su parte inicial, la uretra, el conducto por el cual se expulsa la orina y el esperma. Por lo tanto, está en la confluencia formada por la uretra y las vías espermáticas. Él mismo está envuelto en un tejido conectivo. Su volumen aumenta desde el nacimiento hasta la pubertad para ser, para un adulto sano, el peso de 20 a 25 g y el tamaño de una pelota de ping-pong.

Figura N ° 1: Situación de la próstata en el cuerpo humano

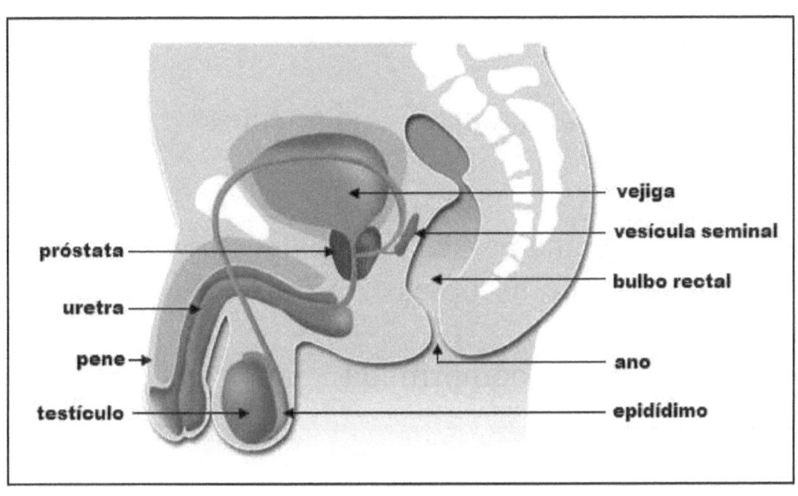

2 - ¿Qué es la hipertrofia prostática benigna (HPB)?

La próstata, desde los 40 años, comienza a crecer en los humanos. Cuando su volumen se vuelve importante, comprime la uretra y genera la evacuación de la orina por este canal. Esto se llama adenoma de próstata, o hiperplasia, o hipertrofia de la próstata. Esta hipertrofia es, en la mayoría de los casos, benigna, se llama en este caso "hipertrofia prostática benigna" (HPB). Benigno por el hecho de que los tejidos hipertrofiados no son de naturaleza cancerosa, de lo contrario, sería entonces una cuestión de hipertrofia maligna o cáncer de próstata. Esta hipertrofia es el resultado de la proliferación de células epiteliales y estromales del tejido prostático. Es una parte de la próstata llamada "zona de transición" que es la sede de esta multiplicación anárquica de células.

Los tres diagramas siguientes muestran, sucesivamente:

- Una vejiga y una próstata normal;
- lesiones microscópicas asintomáticas de la próstata;
- Una uretra comprimida por una próstata hipertrofiada.

La prevalencia de BPH es aproximadamente del 10% a los 30 años, del 50% a los 60 años y del 90% a los 85 años o más.

Figura N ° 2: Evolución del volumen de la próstata

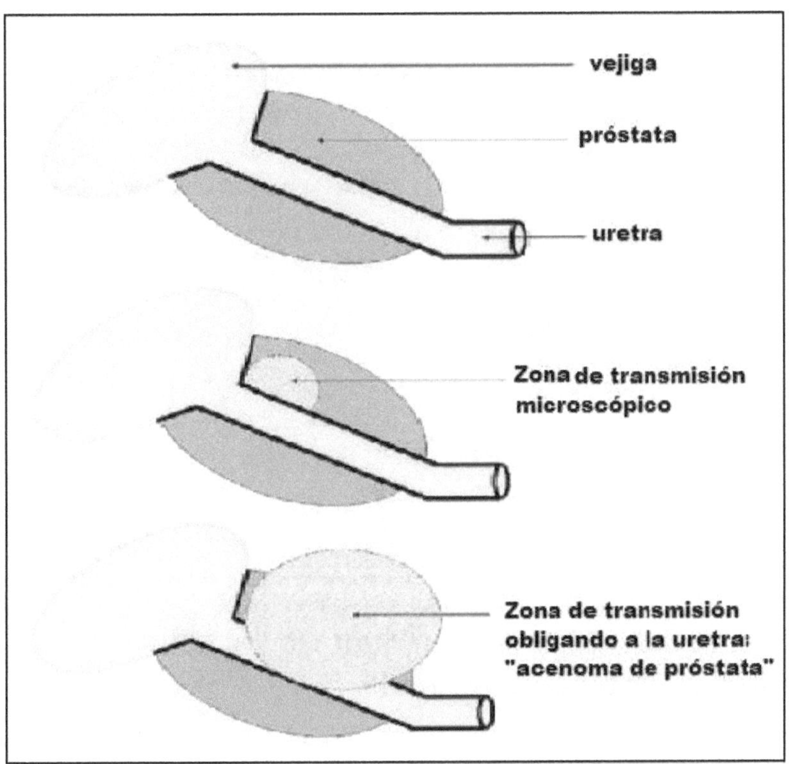

Fuente: P.-E. Briant, A. Ruffion; Referencia: Prog Urol, 2009, 19, 4, 274-27

Figura N ° 3: Diagrama de una próstata normal y una próstata hipertrófica

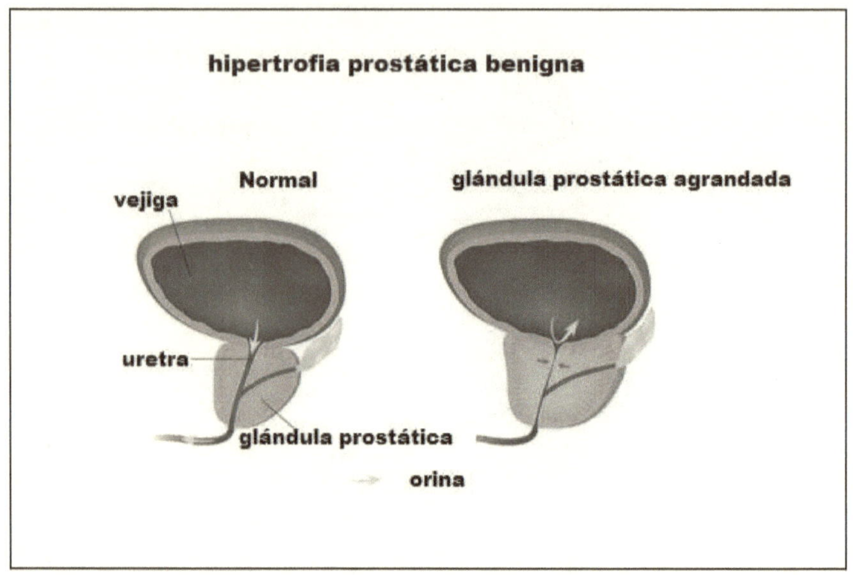

Fuente: Salud, Naturaleza, Innovación - En "Próstata, Protocolo Natural"

3 - Problemas de la vida que plantea la hipertrofia prostática benigna

BPH causa diferentes genes, o incluso varios problemas importantes en la vida diaria del hombre. Los principales son:

- Problemas relacionados con la micción: los hombres, que sufren este mal, deben ir al baño con frecuencia para hacer sus necesidades, hasta seis o siete veces por noche, y aún más durante el día. Esto es muy problemático para dormir, para la actividad profesional y para la vida en sociedad. Usted está en medio de una reunión y debe alejarse cada hora para hacer sus necesidades, lo cual no es conveniente ni conveniente. Esta incomodidad incluso se acompaña de una dificultad para orinar, un inicio lento de la micción, una debilidad de la corriente urinaria que incluso puede ser espasmódica. El enfermo a veces siente el impulso de orinar, mientras que quizás esté en su automóvil o en plena sesión de trabajo con sus parejas y, al no poder ir al baño, puede orinar en sus culottes. Además, la evacuación de la orina de la vejiga es incompleta. Esto da como resultado un residuo de orina que permanece permanentemente en la vejiga, lo que promueve el desarrollo de varias bacterias que pueden causar inflamación y otras enfermedades de la próstata.

- Problemas de erección: la hinchazón de la próstata comprime los vasos sanguíneos que irrigan el pene y la región sexual. Esto causa dificultad para tener una erección fuerte y persistente que permita la penetración vaginal. A esto se puede agregar la dificultad de eyacular. La vida sexual de la pareja se ve seriamente perturbada y la armonía de los compañeros lo socava

- Complicaciones: BPH puede provocar complicaciones graves, como:

• Imposibilidad absoluta de orinar: esto sucede cuando la presión de la próstata es demasiado fuerte para cerrar completamente la uretra, lo que impide que la vejiga vacíe su contenido. El paciente luego siente un dolor severo. En este caso se requiere una intervención urgente, con la necesidad de colocar una sonda para evacuar la orina de la vejiga. Cabe señalar, sin embargo, que estos casos extremos son bastante raros.

• Cálculos urinarios: puede haber depósitos de minerales en la vejiga que causan cálculos urinarios, lo que produce infecciones, así como inflamación de la pared de la vejiga, con impedimento para la evacuación de la orina.

• Distensión de las paredes de la vejiga: el aumento del volumen de la próstata puede estirar las paredes de la vejiga y promover su envejecimiento temprano. Pierde su fuerza y flexibilidad.

• Deterioro de los riñones: los riñones pueden perder, con el tiempo, su capacidad de filtrar sangre, debido a las infecciones a las que están sujetos debido a la retención permanente de orina en la vejiga. Esto puede conducir a insuficiencia renal a largo plazo.

CAPÍTULO 2: EL TRATAMIENTO DE LA HIPERTROFIA PROSTÁTICA DE BENIGNO MEDICINA CLÁSICA

El tratamiento de HPB por la medicina convencional tiene muchas limitaciones y muchos efectos adversos son más o menos problemáticos.

Los revisaremos, especificando las ventajas y desventajas de cada uno.

1 - Tratamiento con drogas sintéticas

Beta-sitosterol: los ensayos clínicos realizados en 1999 mostraron que el beta-sitosterol tiene resultados positivos en la facilitación de la micción (la facilidad de orinar) pero no afecta la reducción del volumen del próstata. Este producto está disponible en farmacia.

Alfabloqueantes: los alfabloqueantes utilizados para tratar la BPH son doxazosina, terazosina, alfuzosina, tamsulosina y silodosina. Estos medicamentos promueven el flujo de orina al relajar los músculos lisos de la próstata y el cuello de la vejiga. Sin embargo, tienen efectos secundarios que incluyen hipotensión, fatiga, congestión nasal y trastornos de la eyaculación.

Inhibidores de la 5-α-reductasa: estos medicamentos afectan el volumen de la próstata al inhibir la producción de la hormona responsable del crecimiento de la próstata. Los resultados pueden durar varios años, pero tienen efectos secundarios: al final del tratamiento, reaparecen los síntomas de baja libido y disfunción eréctil. La depresión también ha sido reportada.

Anticolinérgicos: los anticolinérgicos utilizados contra la BPH son oxibutinina, tolterodina y cloruro de trospio. Luchan contra la incontinencia urinaria. Los efectos son todos muy modestos.

Inhibidores de la fosfodiesterasa: los inhibidores de la fosfodiesterasa son principalmente sildenafil, tadalafil y vardenafil. Ellos curarían los síntomas de BPH, pero en enero de 2013 en el Reino Unido, el Instituto Nacional de Salud y Excelencia Clínica no recomendó el uso de estos productos para BPH debido a la falta de evidencia provista por el fabricante

2 - Tratamientos quirúrgicos convencionales

Cirugía abierta o alta: se practica para volúmenes de próstata superiores a 50 cm3. El tratamiento quirúrgico consiste en una prostatectomía, es decir, una extirpación total de la próstata, o una adenectomía, es decir, una supresión del único adenoma. Esto se hace por la ruta alta y solo se considera en caso de falla del tratamiento médico y del tratamiento radiológico. El procedimiento quirúrgico puede presentar muchas complicaciones, a saber:

• Retención urinaria;
• La formación de coágulos de sangre en la vejiga;
• Hemorragias;
• Infección con agentes microbianos o bacterianos;
• Eyaculación retrógrada;
• Incontinencia, más a menudo transitoria;
• Estrechamiento del diámetro de la uretra.

Resección endoscópica transrectal o resección endouretral de la próstata (REUP): generalmente se realiza cuando el volumen de la próstata es inferior a 50 ml. Esto implica eliminar la porción hipertrofiada de la próstata por vía vaginal o natural, manteniendo la envoltura prostática. Para hacer esto, presentamos un endoscopio especial llamado resector en la uretra para extraer pequeños trozos de próstata, hasta eliminar toda la parte hipertrófica del órgano. Esta intervención conduce a una normalización del flujo urinario en el 80% de los casos y a mejorar los síntomas en el 90% de los casos.

La principal desventaja de esta técnica es la eyaculación retrógrada. Es decir, durante el orgasmo, el esperma, en lugar de acumularse en la próstata y fluir a través de la uretra, se acumula en la vejiga. Esto puede causar infertilidad.

Las complicaciones que pueden ocurrir durante la operación son las siguientes:

- hemorragias;
- La constitución de un coágulo de sangre en la vejiga;
- La incontinencia.

La incisión cervicoprostática: esto implica hacer una incisión transrectal del cuello de la vejiga y la próstata. El objetivo no es reducir la hiperplasia sino reducir la resistencia de salida de la vejiga. Para hacer esto, utilizamos un resector, no para resecar la próstata, sino para lograr una o dos incisiones en la uretra prostática y en el cuello de la vejiga. Esta técnica se usa para volúmenes de próstata que no excedan 30g. La principal desventaja es la eyaculación retrógrada.

3 - Tratamiento radiológico

Estos incluyen la frecuencia de radio intersticial. Consiste en introducir, bajo anestesia, un endoscopio que comprende dos antenas que se insertan en el tejido prostático. Luego, el dispositivo administra una energía de radiofrecuencia que causa lesiones de necrosis en la próstata. La desventaja de esta técnica es el síndrome de irritación que puede persistir durante varias semanas. Sin embargo, esta técnica es menos efectiva que los tratamientos quirúrgicos.

4 - Tratamientos endoscópicos con láser

Estos tratamientos consisten en utilizar un endoscopio para introducir fibras láser en la próstata y luego permitir que opere de acuerdo con dos técnicas:

- Vaporización con láser: los láseres de alta energía se utilizan para vaporizar los tejidos. Esta técnica es simple de controlar y es menos hemorrágica.

- Resección con láser: esto implica cortar la próstata por vía endoscópica y enviar las piezas a la vejiga. Luego se introduce un triturador para moler las piezas de próstata en pequeños fragmentos que pueden eliminarse por el tracto urinario.

5 – Termoterapia

Las sondas se colocan en la uretra y en el recto, y por medio de una máquina, se entregan microondas que producen calor. La efectividad de esta técnica resultó débil, lo que llevó a su abandono.

6 - Prótesis intraprostáticas

Se trata de poner prótesis, temporales o definitivas, en la uretra, para permitir el flujo de la orina.

CAPÍTULO 3: TRATAMIENTO DE LA HIPERTROFIA PROSTÁTICA DE BENIGNO MEDIANTE PLANTAS Y MÉTODOS NATURALES

1 - Ezee Flow Herbal Tea para próstata

El té de hierbas Ezee Flow para la próstata fue desarrollado por Nick Jerch, el fundador de Bell Lifestyle.

Este té natural, consumido en forma de té, se recomienda para el tratamiento natural de la hipertrofia prostática benigna.

Sus propiedades curativas son las siguientes:

• Una reducción significativa en el volumen de la próstata;
• Una resolución de los problemas de erección con un retorno a una vida sexual plena, permitiendo una relación sexual normal y satisfactoria para ambos cónyuges;
• Facilita la micción al evitar el goteo de orina y la necesidad de orinar;
• Una reducción en la frecuencia de la micción al permitir noches de descanso;
• Restauración de la fuerza del chorro urinario, con aumento del flujo urinario y micción completa.

Ezee Flow Herbal Tea fue desarrollado a partir de doce plantas, incluyendo arándano y manzanilla.

Nick Jerch explica cómo desarrolló el producto: "Después de algunos experimentos, armé una combinación de 14 tipos diferentes de té. Después de 3 días, cada uno de los ingredientes, mezclado en diferentes cantidades, me trajo el alivio deseado.
Los amigos que tenían que levantarse varias veces cada noche para ir al baño también lo intentaron y se sintieron aliviados con la misma rapidez (uno después de 4 días, otro después de 5 días y otro podría dormir toda la noche) sin levantarse después de solo 9 días). Estaban todos encantados. Las interrupciones del sueño pueden convertirse en un problema grave porque es posible que no pueda volver a dormirse. Estás cansado al día siguiente y difícilmente puede ser productivo durante toda la duración de su trabajo. Como beneficio adicional, a todos les gusta el aroma y el sabor del té.

Las instrucciones de uso son las siguientes:

Tome el té de hierbas con el estómago vacío, es decir, 30 minutos antes de las comidas o dos horas después de las comidas. El té de hierbas se empaqueta en sobres de algunos gramos que se deben preparar de la siguiente manera: Tome un recipiente y coloque una bolsa de Ezee Flow. Agregue cinco vasos de agua, vasos de 25 cl o un volumen total de 100 cl. Hierva durante diez minutos, luego continúe cocinando a fuego lento durante veinte minutos, luego deje enfriar y almacene en un termo. La dosificación de la ingesta es un vaso de 25 cl de té de hierbas preparado, dos veces al día, mañana y tarde, en ayunas, es decir, 30 minutos antes del desayuno o 2 horas después, para el caso de una captura en la mañana, y 30 minutos antes de la cena o 2 horas después, para la captura en la noche.

Dependiendo del tamaño de la próstata, puede ser necesario seguir el tratamiento durante 2 a 3 meses para tener resultados significativos.

Esto es para una cura Para el tratamiento de mantenimiento, después de obtener los resultados esperados, se toma diariamente una bebida, siempre con el estómago vacío.

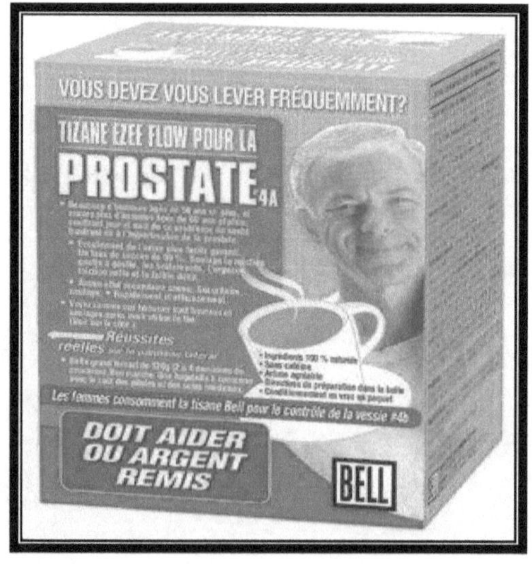

Figura N ° 4: Una caja empaquetada de té de hierbas Ezee Flow

El iniciador del producto informa los siguientes testimonios de personas que hicieron uso del producto:

Ronald St-Martin, St-Robert, QC: Encontré mi felicidad nuevamente. Comencé a beber su té de hierbas, y en los días que siguieron, se notó una ligera mejoría. Después de 4 semanas, un alivio del 90%. Soy un hombre feliz Me levanté de 5 a 7 veces por la noche además de cambiar regularmente la ropa interior. Ahora me levanto de 1 a 2 veces por noche y no tengo ningún problema con el flujo. Quería escribirte para decirte que estoy muy satisfecho porque encontré mi alegría de vivir.

J. Marc Larrivé, Matane, QC: El té de hierbas Bell me hizo mucho bien, cambió mi vida. Lo recomiendo a cualquier persona que me guste tenía problemas para orinar. Noté una mejora desde los primeros días. Continúo tomándolo tan bien. Me siento 100% mejor después de un mes. Gracias a usted.

André Nadeau, 66, St-Anne de Sorel, QC: ¡10 años de sufrimiento calmado! He estado tomando Ezee Flow Herbal Tea durante 4 meses y me siento como un hombre joven. Previamente, había probado remedios y medicamentos que no tuvieron mucho efecto. Les dije a muchos de mis amigos que ellos también tuvieron éxito. Estoy muy satisfecho Sin efectos secundarios en absoluto.

Dónde obtener el producto? Puedes tomar té de hierbas en las siguientes direcciones:

SALUD NATURAL: Carrefour Saint-Georges; 8585, boul. Lacroix St-Georges Beauce, QC. Teléfono CA G5Y 5L6: 418-228-9735.

New Life Health and Natural Health SPA: Teléfono: (243) 082 577 5588; Correo electrónico: info@newlife-health.com

New Life Salud y salud natural SPA: 256 avenue du Flambeau; Cheap Kinshasa. Tel: +243 81 388 7361 o Luano Avenue Num 3 Quado Kitambo, Kinshasa. Tel: +243 81 388 73611.

2 - Trazador de líneas del ion negativo "Angels Secret"

El forro interior de iones negativos "Angels Secret" ha sido desarrollado por JM Océan Avenue, que es la unión de dos grandes compañías multinacionales de mercadeo en red: Ocean Avenue y JM International. JM Océan Avenue está presente en 5 continentes y en casi 40 países en el mundo y ofrece productos que están clasificados como los mejores en el campo de la salud y el bienestar.

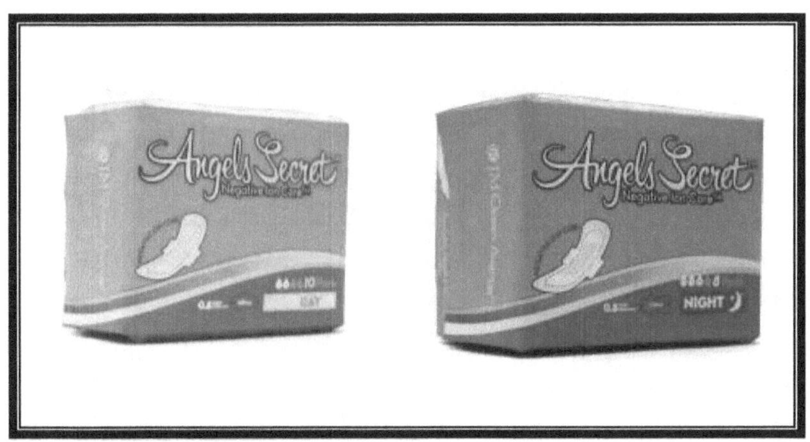

Figura 5: Ángeles secretos para mujeres a la izquierda y para hombres a la derecha

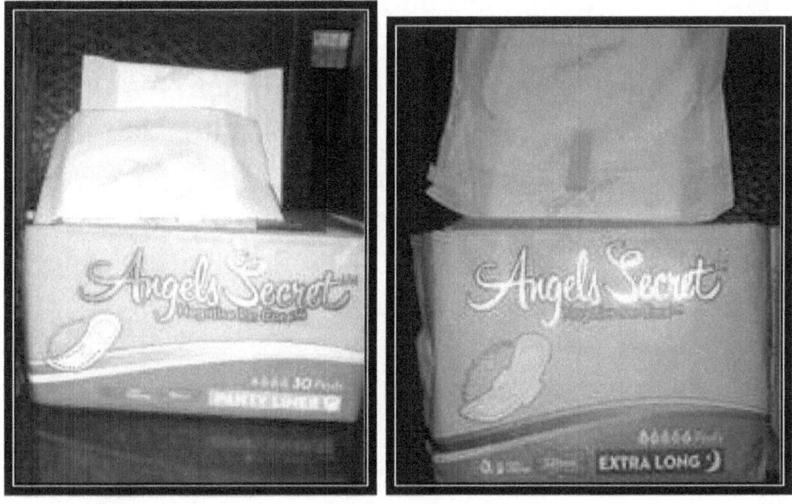

Figura 6: almohadillas íntimas para damas a la izquierda y braguitas a la derecha.

Angels Secret puede ser utilizado por mujeres en forma de una compresa higiénica íntima, y por hombres en forma de panty liners.

Tiene una estructura con siete capas protectoras, a saber:

Primera capa: está hecha de algodón especial de alta permeabilidad que permite el secado y la comodidad externos.

Segunda capa: esta es una banda de aniones que combate las bacterias y la inflamación y elimina los olores.

Tercera capa: es un canal de agua especial hecho de algodón de alta calidad que evita la fuga de líquidos.

Cuarta capa: este es un polímero altamente absorbente que absorbe al instante la sangre menstrual de la mujer.

Quinta capa: este es otro canal de agua especial diseñado para evitar fugas.

Sexta capa: consiste en una membrana de película de polietileno muy ajustada.

Séptima capa: este es un adhesivo de plástico estriado.

Ángeles Secretos usados por hombres tiene los siguientes resultados principales:
Mejora la libido y hace que recuperar una erección fuerte garantice relaciones sexuales armoniosas,

exitosas y satisfactorias para ambos miembros de la pareja. De hecho, la BPH, al comprimir los vasos sanguíneos del pene del hombre, hace que, durante la estimulación sexual, no pueda ser más rígida y firme capaz de penetrar la vagina de la mujer.

Angels Secret restaura esta habilidad.

Combate diversas infecciones de la próstata y la vejiga. Debido a la retención permanente de una cierta cantidad residual de orina en la vejiga debido al aumento del volumen de la próstata, varias bacterias se desarrollan y proliferan en este tipo de caldo de cultivo que es la orina residual.

Desarrolla diferentes gérmenes que causan infecciones e inflamación de la próstata, así como piedras en los riñones. Los iones negativos contenidos en la banda especial de Angels Secret destruyen todos los gérmenes contenidos en la orina de la vejiga y que han comenzado a incrustarse en el tejido prostático.

Disminuye el volumen de la próstata: después de 2 a 3 meses de uso continuo, se observa una disminución significativa en el volumen de la próstata, con sus corolarios de facilidad para orinar, lo que disminuye la frecuencia de ir al baño.
Los Ángeles Secretos, usados por mujeres como una toalla íntima, tienen las siguientes propiedades:

Tiene una gran capacidad de absorción: las partículas hechas de polímeros superabsorbentes garantizan una superficie seca instantánea. Las mujeres están protegidas, con comodidad, las 24 horas del día.

Es altamente transpirable: la buena ventilación está garantizada por el uso de materiales que permiten una excelente circulación de aire.

La banda de aniones naturales libera casi 6.000 aniones por cm3 que matan a las bacterias y eliminan los olores. Además, estos aniones promueven el metabolismo de las mujeres, fortalecen la circulación de la sangre, regulan el ciclo menstrual, restablecen el equilibrio hormonal y eliminan los calambres abdominales, fuentes de la menstruación dolorosa para muchas mujeres.

Contactos para unirse a JM Ocean Avenue en todo el mundo y obtener Angels Secret:

Correo electrónico: nancymlmsuccess@gmail.com
Whatsapp: +221766186886
Skype: Martine Dems
Facebook: Nancy Mlm

Para Europa o América, use el siguiente enlace, ponga SN04285057 como en el cuadro "ID de Embajador" y haga clic en "Acepto" en la página siguiente.
https://dist.jmtop.com/backOffice/bo/register?key.

3 - El fito-medicamento ANTEPROST

Anterpost fue desarrollado en 2011, por el Dr. Henri Charles Ainadou, director de los laboratorios S3P, sobre una base científica, a partir de extractos de cuatro plantas nativas de Benin, a saber: Caesalpinia bonduc (ADJIKWIN), Fagara xanthoxyloides (HETIN), Garcinia cola (AHOWETIN), Impera cylindrica. (SE SEKUN)

El producto Anterprost se ha sometido a pruebas clínicas y terapéuticas con pacientes a los que se les ha administrado el producto durante 3 meses.

Los resultados de estas pruebas fueron los siguientes:

- El volumen de la próstata disminuyó en un 30% en el 55% de los pacientes.
- El PSA (antígeno prostático específico en francés) disminuyó en el 77.8% de los casos.
- No hubo toxicidad para el hígado y los riñones.
- Hubo una disminución notable en las dificultades para orinar, la frecuencia de ir al baño y una disminución en la cantidad de orina residual.

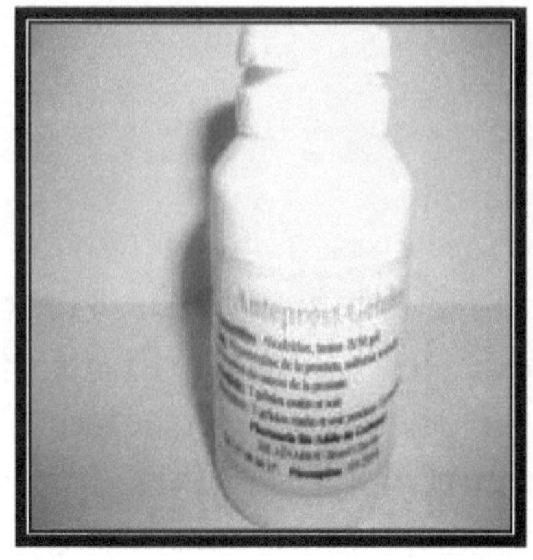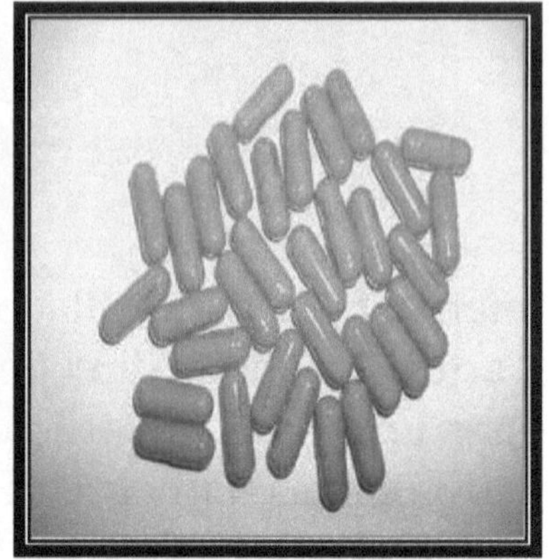

Figura N ° 7: El producto ANTERPROST

Contactos: Dr. Henri Charles Ainadou; Farmacia Saite Adèle; Intercambiador de GODOMEY; Cotonou; Benin.

4 - La palma enana americana o palma enana americana (Serenoa repens)

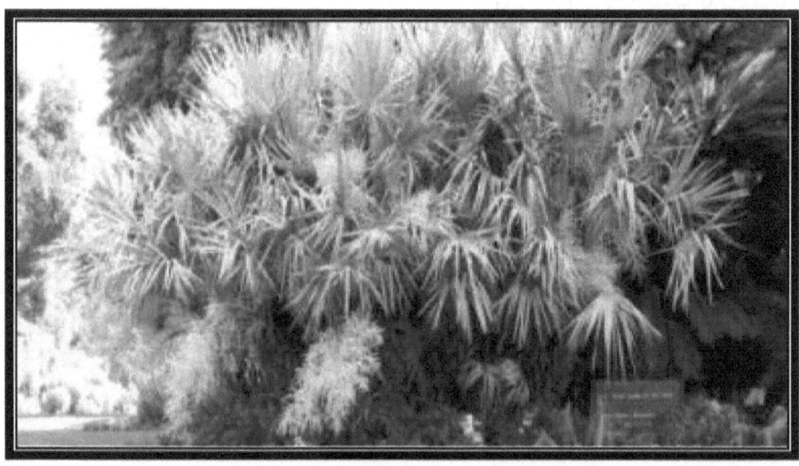

Figura N ° 8: La palma enana americana o serenoa repens

Serenoa repens también se llama palma enana, palma de la Florida o palma enana americana, o palma enana americana, en inglés. Sus frutas y bayas contienen ácidos grasos de cadena de carbono, aceite, beta sitosterol, fitosterol y ácidos antranílicos.

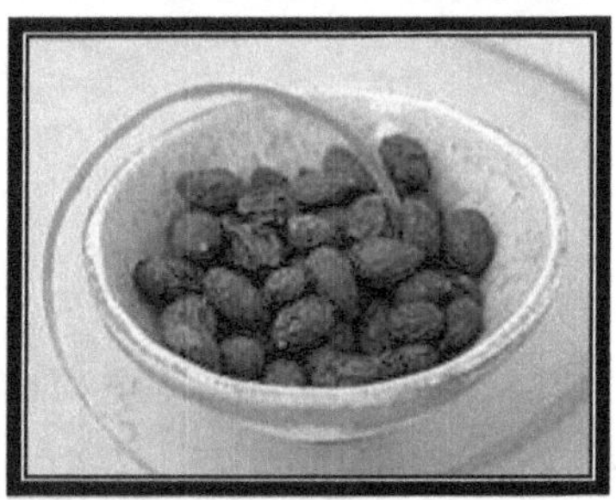

Figura N ° 9: Las bayas enanas de la palma

El uso de extractos de la palma enana americana, que se recomienda asociar con extractos de raíces de ortiga, alivia las dificultades de la micción relacionadas con la hipertrofia prostática benigna en fase I y II, así como la prostatitis. crónica (o inflamación de la próstata).

La dosis recomendada es la siguiente:

• Extracto estandarizado que contiene 85% a 95% de ácidos grasos y esteroles: tome 160 mg dos veces al día.

• Extracto estandarizado que contiene 25% de ácidos grasos y esteroles: tome 500 mg dos veces al día.

• Extracto estandarizado combinado: tome un suplemento diario que contenga 240 mg de extracto de ortiga y 320 mg de extracto de saw palmetto.

Según un estudio reciente, el uso de 320 mg de extracto de palma enana por día reduce los síntomas de BPH en un 50% después de 8 semanas de uso..

5 - El ciruelo de África (Pygeum africanum)

El ciruelo de África se llama Pygeum africanum o Prunus africana. Su nombre en inglés es rojo stinkwood. Pertenece a la familia de las rosáceas (Rosaceae).

Es un árbol de hasta 30 m de altura, con hojas elípticas y gruesas, pequeñas flores blancas y frutos redondos y rojos. Su tronco tiene aproximadamente un metro de diámetro. Crece en las selvas tropicales de las montañas del centro y este de África, desde 1.000 metros sobre el nivel del mar. Su corteza tiene un color rojo rosado y un olor a almendra amarga.

Contiene una fracción lipídica de ácidos grasos, fitosteroles, ácidos triterpénicos pentacíclicos y alcanoles lineales. Se usa para tratar la polaquiuria nocturna y la hipertrofia prostática benigna. Es un descongestionante que reduce el impulso de orinar y debilita el volumen urinario residual. El ácido ferúlico contenido en la corteza ayuda a detener la acumulación de colesterol. Es la corteza que se usa en la medicin herbal.

La dosis de tratamiento es la siguientae:

- En extracto estandarizado dosificado con 14% de triterpenos y 0.5% de n-docosanol: tomar 100 mg una o dos veces, en una cura de seis a ocho semanas.

- En cápsulas: tomar 4 cápsulas al día, para tragar aparte de las comidas.

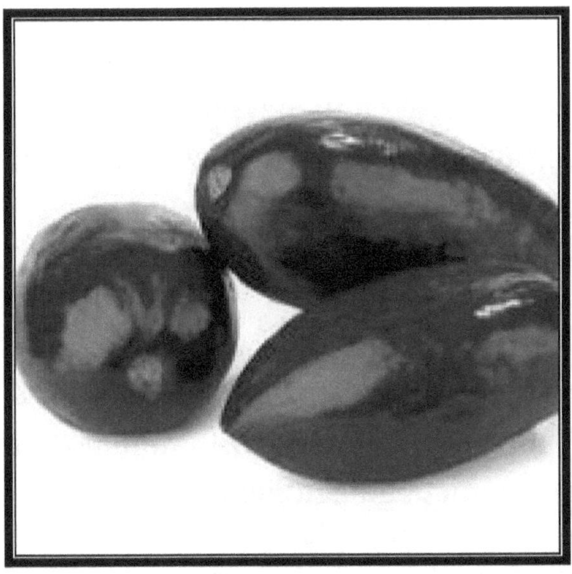

Figura N ° 10: Los frutos de la ciruela africana

La gran ortiga es una planta perenne de 60 a 150 cm de altura. Es totalmente cubierta con pelos urticantes largas o pequeñas cerdas suaves. Los tallos son erectos, las hojas están llenas de dientes triangulares. Las flores están en racimos. La fruta es ovoide

De acuerdo con los nombres comunes, la planta se llama ortiga, ortiga, ortiga, la ortiga o ortiga común. Su nombre científico es Urtica dioica. Pertenece a la familia Urticaceae (Urticaceae).

La raíz de ortiga contiene polisacáridos, esteroles vegetales, ácidos terpeno, ácidos grasos, lignanos y polifenoles.

Ortiga es diurético, depurativo, antirreumático, anti-inflamatorio, analgésico, antimicrobianos, anti-úlcera, anti-anémico, hepatoprotectora, antioxidante, hipoglucémico, antialérgico, inmunoestimulante, hipotensor, tónico, galactogenic.

Alivia las articulaciones dolorosas; viene además de los tratamientos tradicionales para las enfermedades inflamatorias del tracto urinario; disminuye la litiasis renal; regula los trastornos de la micción relacionados con BPH. Se usa para tratar síntomas de tracto urinario inferior asociado con hiperplasia benigna de próstata. Ella también tiene acciones antiinflamatorias e hipotensoras.

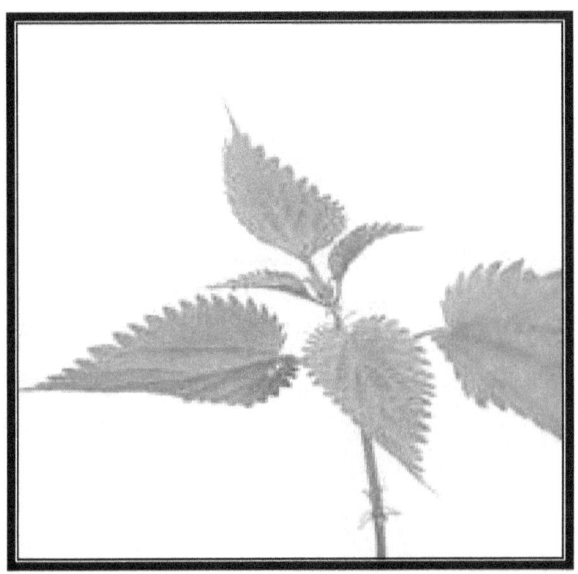

Figura N ° 11: La gran ortiga

La dosis de uso es la siguiente:

- En el té de raíz: hervir durante diez minutos 1,5 g de raíces en polvo en agua fría. Infundir durante diez minutos y filtrar.

- En infusión de hojas: hervir 3 cucharadas de hojas secas en 500 ml de agua. Beba varias tazas al día de esta preparación.

- Nebulizado (100 mg / cápsula): tomar 2 cápsulas, tres veces al día.

- En decocción de raíces, contra los trastornos mictionnels: hervir durante 3 minutos 50 g de raíces en 1 litro de agua. Infundir 20 minutos. Bebe a voluntad.

7 - Polen de flor de centeno (Secale cereale)

El centeno es una planta herbácea bienal. Su nombre científico es secale cereale. Pertenece a la familia Poaceae (pastos). Crece en tierra fría y pobre. Es una hierba grande, con una altura de hasta 1,5 m para algunas variedades. Su oreja es barbada y parece trigo. Las espiguillas tienen dos semillas cuyos lemmas se abren cuando madura el grano.

El polen de flor de centeno afecta en gran medida la próstata. Alivia los síntomas de BPH, cura la prostatitis y agranda la próstata. Ayuda a relajar el músculo de la vejiga y el que rodea la uretra para facilitar el paso de la orina. Tiene actividad antimutagénica sobre las células prostáticas, reduciría los efectos tóxicos del cadmio, un probable inductor de hiperplasia. Reduce el tamaño de la próstata contrarrestando el nivel de dihidrotestosterona (DHT).

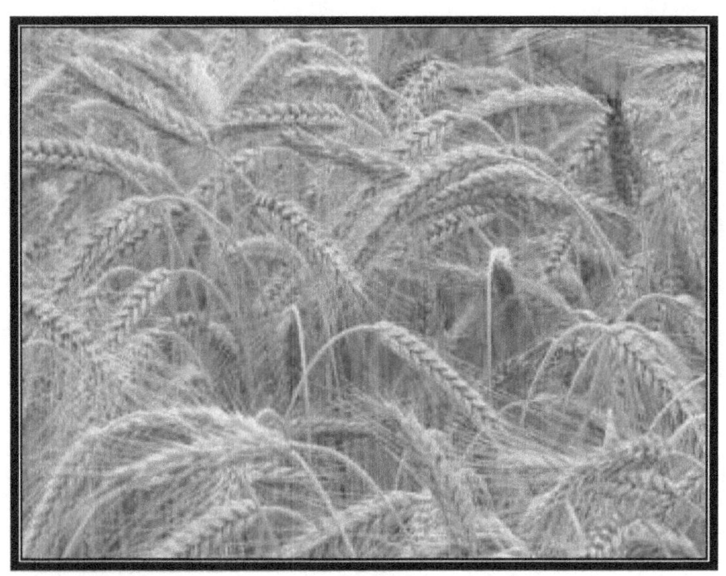

Figura N ° 12: Las espigas de centeno o Secale cereale

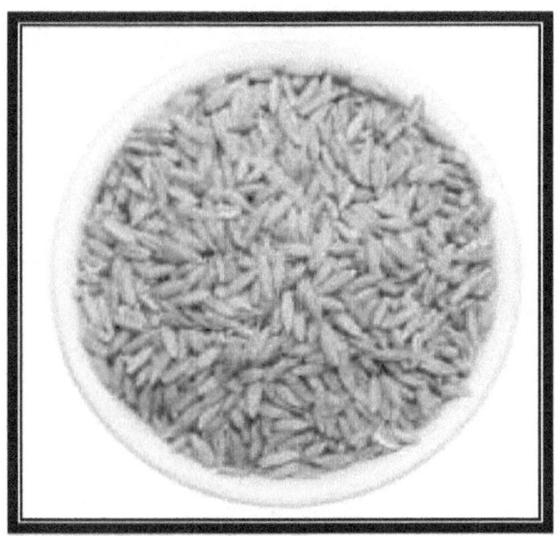

Figura N ° 13: Semillas de centeno

El Fireweed es una planta herbácea perenne del género Chamerion y la familia Onagraceae. Crece en todas las zonas templadas del hemisferio norte. El tallo puede alcanzar de 0.5 a 2.5 m de altura, la raíz es rastrera y las hojas son numerosas pero no densas, alternas, sésiles, enteras, lanceoladas y muy alargadas. Las flores son grandes y brillantes de color rosa-violeta, con 4 pétalos esparcidos cruzados, un poco desiguales. Los 8 estambres y el estilo están curvados hacia abajo. La fruta es una cápsula lineal de color rojo-marrón llena de semillas, que se abre con grietas en la parte superior.

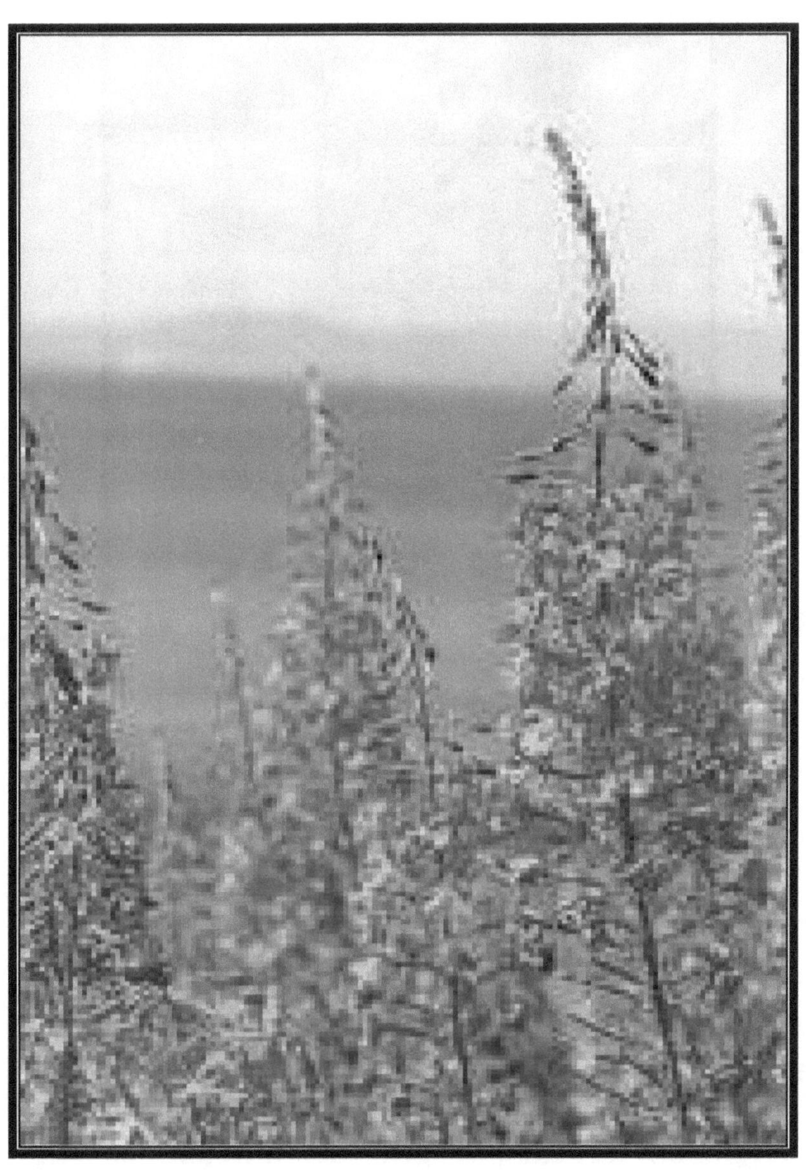

Figura N ° 14: Fireweed en los oídos

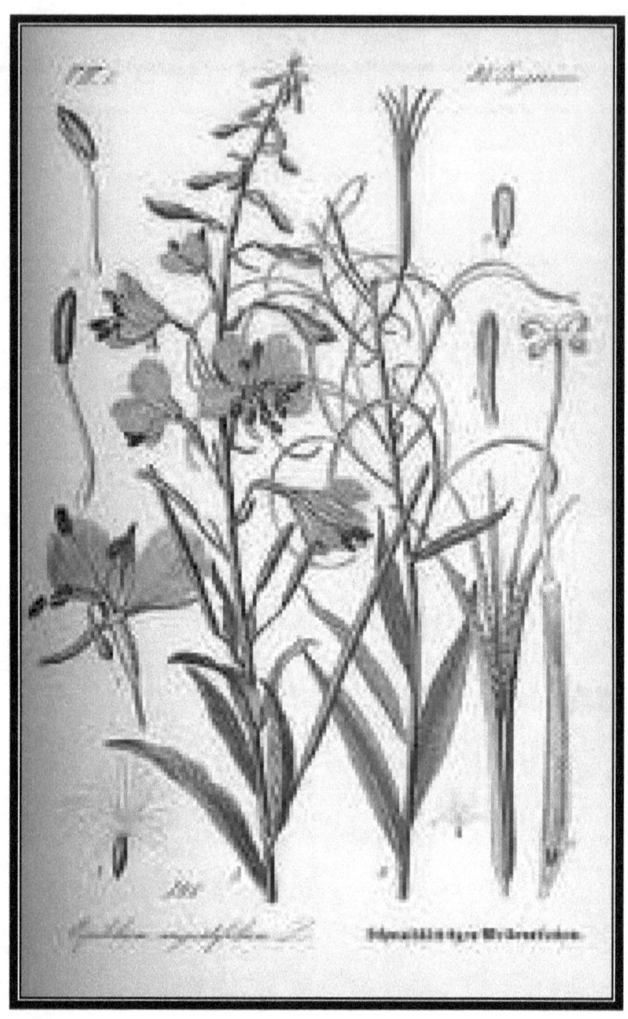

Figura N ° 15: Plato Botánico de Epilobium angustifolium

Estas son las hojas que se utilizan en fito-terapéutica. Estas hojas están disponibles en herbolarios. Recomendamos 30 g por litro de agua hirviendo, para beber durante el día.

El lino es una planta dicotiledónea de la familia Linaceae. Se cultiva por sus fibras textiles y oleaginosas.

Las semillas de lino son ricas en ácido alfa-linolénico (ALA), que ayuda a proteger el cuerpo contra muchas enfermedades.

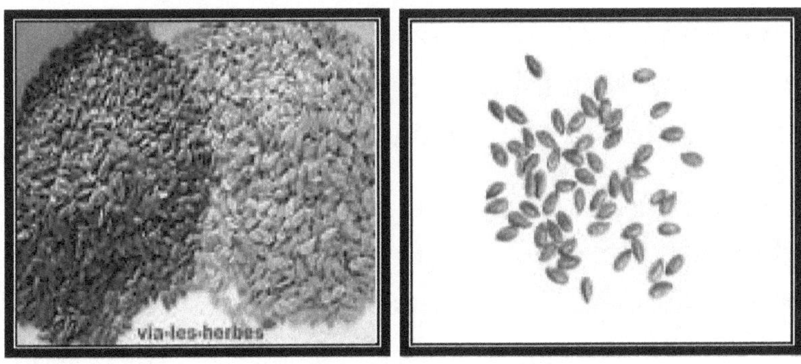

Figura N ° 16: Semillas de lino

El consumo de linaza, dado su alto contenido de omega 3, protege al cuerpo contra la enfermedad cardíaca y la artritis. Estas semillas también podrían reducir el riesgo de cáncer de mama al transformar los lignanos de linaza en moléculas similares a los estrógenos. Rica en fibra soluble, la linaza está indicada para prevenir el estreñimiento. Por otro lado, la semilla de lino tiene propiedades antioxidantes, lo cual es interesante para perder peso. De hecho, los granos de lino omega 3 son quemadores de grasa y proporcionan un efecto laxante natural.

Además de todos estos beneficios, las semillas de lino, con los lignanos que contienen, mejoran los síntomas urinarios después de varios meses de consumo.

La dosificación es la siguiente:

La linaza debe molerse antes de comer. Las vainas una vez molidas, se pueden consumir de 2 a 3 veces al día, con abundante agua, antes de las comidas, usando una cucharada como medida. Las semillas de lino trituradas también se pueden agregar a la sopa, ensalada, gratén e incluso a la masa.

El aceite de linaza, que contiene aproximadamente 7 g de ácido alfa-linolénico por 15 ml de cucharada sopera, se puede comer una o dos veces al día.

CONCLUSIÓN

El tratamiento de la hipertrofia prostática benigna por las plantas es claramente ventajoso en comparación con los tratamientos convencionales porque tiene una mejor eficacia, menor costo y menos efectos secundarios.

Sin embargo, entre todas estas plantas propuestas, es difícil determinar qué solución será más efectiva si padece BPH. La experiencia ha demostrado que es mejor combinar varias plantas o sustancias para lograr una mejora significativa en los síntomas. Por lo tanto, debemos centrarnos en los suplementos que incluyen un conjunto de sustancias activas.

9 781718 039131